# CONSEILS

## AUX HABITANTS DES CAMPAGNES.

# CONSEILS

## AUX HABITANTS DES CAMPAGNES

PAR

Martial ROUSSEAU,

PHARMACIEN,

Membre & Secrétaire du Comité d'hygiène et de salubrité pour le canton de Bavay, Membre de la Société d'agriculture de Maubeuge.

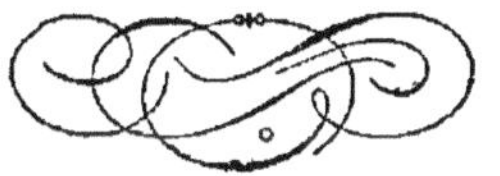

**BAVAY**

NESTOR JOUGLET, IMPRIMEUR-LIBRAIRE.

1864

# A Monsieur VALLON,

## PRÉFET DU NORD,

Grand-Officier de la Légion-d'Honneur, Commandeur
de l'Ordre de Léopold de Belgique.

----

## HOMMAGE DE RESPECT ET DE RECONNAISSANCE

Pour la sollicitude toute paternelle dont il est toujours animé
à l'égard de ses administrés, et les bons conseils qu'il ne cesse
de leur prodiguer.

M<sup>tial</sup> Rousseau.

PRÉFECTURE
DU NORD.

2me *Division.*

SECRÉTARIAT
GÉNÉRAL.

*Hygiène publique*

Lille, le 20 Août 1864.

MONSIEUR LE SOUS-PRÉFET,

M. ROUSSEAU, Pharmacien à Bavay, m'a adressé un manuscrit intitulé : *Conseils aux habitants des campagnes*, en me demandant mon approbation pour cette œuvre qu'il a préparée dans le but de faire disparaître, autant que possible, les mauvaises conditions hygiéniques dans lesquelles vivent les populations rurales d'un grand nombre de cantons.

J'ai communiqué ce travail au Conseil central d'hygiène et de salubrité du département, et voici le résultat de l'appréciation qui en a eu lieu :

« L'auteur, dit le Conseil, attache avec raison une très-grande
« importance à la pureté de l'air respiré par les hommes et les
« animaux ; il fait connaître quelles sont les causes qui vicient
« si fréquemment cet élément indispensable à la vie, et indique
« les moyens de les faire disparaître.

« Ensuite il s'occupe des vêtements et des soins de propreté
« indispensables à l'homme, non seulement pour sa personne,
« mais pour tout ce qui l'entoure.

« Puis il donne des conseils salutaires sur l'alimentation et
« le choix des matières alimentaires, il fait ressortir les avan-
« tages de la sobriété et termine en proposant la recette d'une
« boisson salubre et économique que les campagnards peuvent
« se procurer à peu de frais.

« Cette œuvre est à la portée de ceux auxquels elle s'adresse.
« Elle peut être utile, et nous vous prions de répondre à
« M. le Préfet qu'il y a lieu d'engager l'auteur à propager ses
« conseils aux habitants des campagnes par la voie de la presse,
« dans les journaux et au moyen des brochures. »

En présence de ce témoignage, si honorable pour M. ROUS-
SEAU, je ne puis que l'engager à donner suite à son projet de
publication et j'espère qu'elle produira de bons résultats.

Veuillez lui renvoyer son manuscrit ci-joint, en lui donnant
connaissance du contenu de la présente lettre.

Agréez, Monsieur le Sous-Préfet, l'assurance de ma considé-
ration très-distinguée.

*Pour le Préfet empéché,*
Le Secrétaire général délégué,
*Signé :* Ev. BERGOGNIÉ.

*Pour expédition conforme,*
Le Maire de Bavay,
COULMON.

La science ne devient tout à fait utile<br>
qu'en devenant vulgaire.<br>
(Girardin.)

En nous imposant cette petite brochure, nous avons voulu avant tout l'écrire en termes familiers, de manière à être compris à la première lecture. — Nous avons indiqué le plus brièvement possible les causes principales d'insalubrité, et les soins que sans trop se gêner on peut prendre pour conserver la santé. C'est à notre avis le seul moyen d'être écouté et d'obtenir le résultat que nous nous proposons.

Pour être lu il faut être bref. Nous avons évité surtout d'employer les termes scientifiques qui effraient ceux qui ne les comprennent pas. En effet : pourquoi parler au campagnard (et même aux personnes qui n'ont pas fait d'études spéciales) d'oxigène, d'hydrogène, d'azote, d'acide carbonique, d'acide cyanhydrique, autant vaudrait parler latin, grec ou hébreu. — Pourquoi les ouvrages des princes de la science sont-ils si peu lus ? C'est parce qu'ils ne peuvent être compris par la grande majorité de ceux qu'ils intéressent.

Si ce travail n'a pas un grand mérite scienti-fique, il aura peut-être celui d'être compris, et, à ce seul titre, il serait probablement plus gé-néralement utile qu'un ouvrage qui reculerait les bornes de la science.

# AUX HABITANTS DES CAMPAGNES.



Il est des poisons qui donnent la mort en peu d'instants.
Exemple : l'Arsenic, le Sublimé Corrosif, le Phosphore, le
Vert de gris (Acétate de cuivre). — Ces poisons, malgré la
violence de leur action, et peut-être même en raison de cette
action, sont les moins à craindre, car ils sont connus : on est
en garde contre eux, si on en possède chez soi, on les tient
sous clef, et on ne les touche qu'en tremblant. Aussi puis-je
affirmer que, si les poisons proprements dits sont dangereux,
ils ne sont pas insalubres, et, si quelques individus meurent
empoisonnés, ce n'est que très-rarement et accidentellement.

J'ajouterai qu'il meurt dix mille fois plus de monde par
négligence des soins hygiéniques qu'il n'en meurt par le
poison.

Mais il est des fluides aériformes invisibles comme l'air que
vous respirez, pour ainsi dire insaisissables, et dont l'action,
pour n'être point immédiatement mortelle, n'en est pas moins
très-dangereuse et produit à la longue des phénomènes mor-
bides. — Ces fluides vous entourent, ils vous poursuivent
jusqu'au coin de votre feu, jusque dans votre lit. — Ils sont
très-souvent la cause première des maladies, et toujours ils
en augmentent l'intensité. — Sans que vous vous en doutiez,
ces gaz, poisons lents, mais d'une action certainement pernicieuse, sont presque toujours mêlés, en plus ou moins grande
quantité, à l'air que vous respirez.

On est assez généralement préoccupé des soins de sa santé.
On choisit souvent pour nourriture des aliments sains, mais on
oublie la nourriture principale, la nourriture la plus indispensable à la vie, dont aucun être vivant ne peut se passer
un seul instant.... Cette nourriture, c'est l'air que vous respirez
sans vous inquiéter s'il est pur ou empoisonné....

Veillez avec le plus grand soin à ce que l'air qui vous entoure soit le plus pur possible, vous conserverez votre santé, vous doublerez vos forces, et vos enfants seront robustes, vigoureux et moins sujets aux maladies.

La question de salubrité se réduit à cette simple expression : *Pureté de l'air*. Les causes qui tendent à vicier l'air atmosphérique peuvent se réduire à trois.

1° La Putréfaction. 2° La Combustion. 3° La Respiration.

## 1° Putréfaction.

La Putréfaction est la décomposition que subissent, sous l'influence de certaines conditions, les corps organisés que la vie a abandonnés, décomposition accompagnée de production de substances nouvelles et particulièrement d'un gaz remarquable par sa fétidité et son action pernicieuse.

Dans cette définition se trouvent comprises les substances végétales et animales. — Quel que soit l'être organisé qui se décompose, la nature du phénomène est toujours la même, il y a toujours dissolution des principes immédiats formés sous l'influence de la vie.

Éloignez de vos habitations toutes les substances végétales ou animales en décomposition, les amas d'immondices, les mares d'eaux croupissantes, enfin tous les corps en putréfaction dont l'odorat indique la présence. Placez vos fumiers le plus loin possible et au nord de vos habitations. Ombragez-les par des plantations d'arbres. Construisez des citernes pour recevoir le purin, c'est un engrais précieux souvent perdu, et qui empeste la plus grande partie des habitations des campagnes. Si vous ne pouvez faire cette dépense, creusez pour le recevoir un trou bien ombragé. — Que chaque maison soit pourvue de latrines et qu'on ne rencontre plus sous chaque pas ces amas d'excréments qui font bondir le cœur, et qui sont entraînés avec le purin dans les sources et les cours d'eau qui servent à préparer vos aliments et à abreuver vos bestiaux. N'entretenez pas d'animaux tels que lapins, poules, etc., etc., dans l'intérieur de vos maisons, et, si des établissements insalubres se trouvent dans votre voisinage, rappelez-vous que la loi les oblige à prendre toutes les mesures nécessaires pour qu'ils ne nuisent pas à la salubrité publique. — Adressez une plainte à l'autorité, elle ne peut vous refuser justice.

## 2° Combustion.

Chaque fois que vous faites du feu, soit pour vous chauffer, soit pour préparer les aliments du repas, vous consommez une grande quantité d'air, et, si vos foyers sont mal construits, vous empoisonnez l'atmosphère qui vous entoure, car le résultat de la Combustion est un gaz très-dangereux.

Ayez soin de construire de bonnes cheminées qui tirent bien. — Surtout, gardez-vous d'allumer des réchauds, à moins qu'ils soient placés sous la cheminée ou près d'une fenêtre ouverte, et n'oubliez jamais que la fumée et les émanations d'un feu sont un poison pour tout être vivant.

## 3° Respiration.

Les organes chargés de cette fonction sont les poumons dans les mammifères. Chez l'homme, chaque mouvement respiratoire est composé de deux temps : 1° celui par lequel l'air est introduit dans les poumons *inspiration;* 2° celui par lequel il est rejetté au dehors *expiration.* La respiration fait éprouver à l'air des changements notables. Ainsi, les hommes et les animaux inspirent l'air, et expirent un fluide impropre à être inspiré de nouveau. — C'est pourquoi les villes trop populeuses, dans lesquelles il se consomme une trop grande quantité d'air, sont malsaines. — Pour se faire une idée de la vérité de ce que j'avance, qu'il me suffise de vous dire qu'un homme seul consomme en 24 heures plus de 5 mètres cubes d'air, et que le fluide qu'il expire est non-seulement impropre à la respiration, mais encore qu'il exerce sur l'économie une action pernicieuse.

Nous avons vu, dans les réunions populaires, dans les hôpitaux, des accidents graves survenir parce que la consommation de l'air qui se faisait dans ces assemblées était trop grande, accidents qui ont cessé aussitôt que les salles ont été convenablement ventilées.

Mais, me demanderez-vous, si l'homme et les animaux consomment une aussi grande quantité d'air, comment se fait-il que, depuis la création du monde, l'atmosphère qui nous environne et dont l'épaisseur n'est que de seize à vingt lieues environ, n'ait pas sensiblement changé de nature. — C'est ici que nous sommes obligés, malgré nous, d'admirer le chef-d'œuvre du divin Créateur. — Les expériences de M. Théodore de Saussure ont mis hors de doute des faits remarquables, ce savant a bien reconnu cette loi admirable par laquelle est rétablie la proportion des éléments constitutifs de l'air.

Les végétaux épurent l'air que nous avons expiré, ils lui enlèvent les substances qui nuiraient aux hommes et aux animaux, et le rendent propre à être inspiré de nouveau.

Ces faits expliquent pourquoi le voisinage des végétaux est salubre pour l'homme, pourquoi, dans l'intérêt de la salubrité, on empêche le défrichement des forêts, pourquoi enfin nous éprouvons un bien-être indéfinissable lorsque nous nous arrêtons sous l'ombrage.

Pourtant j'ai soin d'ajouter que le phénomène de la régénération de l'air n'a lieu que sous l'influence de l'action solaire ; dans l'obscurité les plantes exhalent un gaz insalubre.

Il est donc dangereux de conserver la nuit des plantes et des bouquets de fleurs dans les chambres à coucher.

D'après ce que je viens d'exposer il est, je crois, bien démontré que la salubrité dépend de la pureté de l'air. — Veillez à ce que vos habitations aient des fenêtres des deux côtés, pour que vous puissiez, en les ouvrant, renouveller l'air de vos appartements. Aussitôt que vous avez quitté votre lit, ouvrez les fenêtres de votre chambre à coucher pour remplacer l'air que votre respiration a décomposé pendant toute la nuit, et ne les fermez que quelques instants avant de vous coucher ; ne vous entassez pas dans la même chambre en trop grand nombre, car, comme nous l'avons dit tout à l'heure, un homme consomme au moins 5 mètres cubes d'air par 24 heures, et une chambre à coucher, devant loger deux personnes, doit avoir, pour être dans de bonnes conditions, au moins 3 mètres sur 3 et 3 mètres de hauteur. Si vous ne pouvez vous conformer à ces dimensions, mettez un soin extrême à y suppléer par une aération parfaite. N'imitez pas ces gens qui, sous prétexte de donner plus de chaleur à leurs bestiaux, bouchent hermétiquement nuit et jour les fenêtres et les portes de leurs écuries. La chaleur, en hiver, est très-salutaire aux bestiaux, mais il ne faut pas les asphyxier. Aérez vos étables plusieurs fois par jour. les animaux, comme l'homme, *inspirent* et *expirent*, et le fluide expiré, comme je l'ai déjà dit, est un poison. Renouvelez l'air avec un soin minutieux, de cette manière vous éviterez bien des maladies qui ont souvent, pour cause première, la mauvaise habitude que je vous signale.

## Soins généraux.

Je ne vous ai pas encore recommandé deux choses essentielles, l'ordre dans votre intérieur et la grande propreté dans la préparation de vos aliments, dans votre linge, vos habits, vos maisons.... Le linge lavé, raccommodé souvent, les vêtements visités, recousus, nettoyés, durent bien plus longtemps que ceux qui sont négligés, et leur bon entretien est d'une sage économie. Songez que vous êtes des hommes créés à l'image de Dieu, ne vous ravalez pas vous-mêmes. Soyez vêtus modestement, mais décemment. Les haillons rapprochent l'homme de la brute.... Faites en sorte d'avoir au moins deux costumes complets, l'un pour le dimanche, l'autre pour les jours de travail. L'ouvrier, lorsqu'il se rend à la messe le dimanche, avec des habits propres, respire plus à l'aise et oublie les fatigues de la semaine.

Ayez soin, une fois chaque année, de badigeonner au lait de chaux la façade de vos maisons, l'intérieur de vos appartements, caves, écuries, etc., etc. Ce travail, outre l'avantage de donner à vos habitations un aspect agréable, a encore celui de les assainir. Soyez persuadé que tout ce que vous déposez dans vos caves, comme le lait, le beurre, le fromage, la viande, les aliments divers, tout s'y conservera beaucoup mieux si ces caves sont souvent blanchies.

Rien n'est aussi plus avantageux que de blanchir les écuries. Les bestiaux se portent toujours beaucoup mieux lorsqu'on prend ce soin. Vous pouvez faire vous-mêmes cette opération à vos moments perdus, ou lorsque le mauvais temps empêche le travail des champs.

Si vous aviez un appartement ou une écurie que, par suite de maladies ou autres causes, vous pourriez considérer comme malsains, assainissez-les en les *inspergeant* de chlorure de chaux liquide et blanchissez ensuite.

Lorsque le matin vous vous rendez aux champs, soyez vêtus convenablement selon la saison, et si plus tard la chaleur du jour ou la fatigue du travail vous forcent à ôter un vêtement, remettez-le lorsque le travail cesse, de peur d'arrêter subitement la transpiration ; surtout ne travaillez jamais au soleil avec la tête découverte. Ayez soin de vous laver souvent les

pieds, qui doivent toujours être dans un état de grande propreté.
Si vous êtes surpris par la pluie, ne laissez pas sécher sur vous
vos vêtements, changez aussitôt que vous arriverez au logis.

### Nourriture.

Choisissez avec soin votre nourriture, les aliments, sans être
recherchés, peuvent toujours être sains. Ne mangez pas de
viande ou de poisson corrompus, de lard salé trop vieux, de
veau trop jeune, de fruits à moitié murs ou gâtés. Choisissez
aussi votre boisson : que l'eau qui sert à préparer vos repas
soit claire et salubre ; ne la buvez pas pure, surtout lorsque
vous avez chaud, ajoutez-y un peu de vin, de vinaigre ou de
cidre, ou même un morceau de pain. — Surtout pas d'intem-
pérance, ne vous enivrez jamais !.... Si le dimanche vous vous
donnez quelque distraction, ne dépensez pas en excès et pour
vous rendre malades ce qui, joint à l'ordinaire des repas de
toute la semaine, augmenterait le bien-être de toute votre
famille et ferait régner dans vos ménages la propreté et
l'aisance. Sanctifiez le saint jour du dimanche.... cela vous
sera utile pour l'âme et pour le corps.

---

# HABITANTS DES CAMPAGNES.

Ce travail est bien peu de chose, un prince de la science
le trouverait indigne de lui, mais je ne l'ai écrit que dans le
but de vous être utile, et j'ai l'espoir que vous en profiterez,
parce que ce qu'il vous prescrit est bien facile à suivre.

S'il en était ainsi, j'aurais rendu un grand service à la
société et à chacun de vous en particulier.

Voici la recette d'une boisson agréable, saine et rafraîchis-
sante ; elle a le grand avantage de ne rien coûter :

Prenez chiendent une poignée, deux pommes coupées par
tranches, versez trois litres d'eau bouillante. — Cette boisson
peut se prendre chaude ou froide.

A défaut de pommes, mettez une poignée de prunes, de cerises,
de fraises, de groseilles, de framboises ou une grappe de raisin.


FIN.